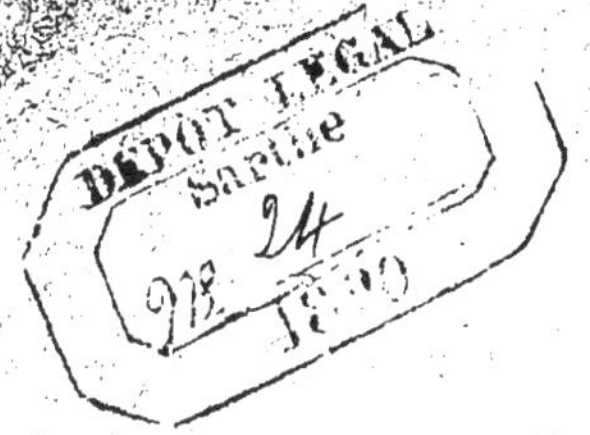

LES INCISIONS CHIRURGICALES DU REIN

PAR

A. ROBINEAU-DUCLOS

DOCTEUR EN MÉDECINE DE LA FACULTÉ DE PARIS
ANCIEN EXTERNE DES HOPITAUX DE PARIS
MÉDAILLE DE BRONZE DE L'ASSISTANCE PUBLIQUE

PARIS
G. STEINHEIL, ÉDITEUR
2, rue Casimir-Delavigne, 2

1890

A MA MÈRE

A MONSIEUR LE DOCTEUR TUFFIER

PROFESSEUR AGRÉGÉ A LA FACULTÉ DE MÉDECINE

CHIRURGIEN DES HOPITAUX

Hommage respectueux et reconnaissant.

A MON PRÉSIDENT DE THÈSE

MONSIEUR LE PROFESSEUR TRÉLAT.

INTRODUCTION

Les *études expérimentales sur la Chirurgie du rein*, de M. le docteur Tuffier, agrégé de la Faculté, chirurgien des Hôpitaux, ont été le point de départ de notre travail. Depuis ses belles expériences, qui datent de 1888, M. Tuffier a pu confirmer, par un certain nombre d'opérations, sur l'homme, le résultat de ses recherches sur les animaux. Nous tenons avant tout à adresser ici à M. Tuffier nos plus sincères remerciements pour l'obligeance avec laquelle il a mis à notre disposition les observations ayant trait à notre sujet. C'est à ses bienveillants conseils de tous les instants que nous devons d'avoir pu mener à bonne fin ce modeste travail.

Que M. le professeur Trélat reçoive nos remerciements pour l'honneur qu'il nous a fait en acceptant la présidence de cette thèse.

PRÉLIMINAIRES

L'incision du rein, dans un but chirurgical, n'est pas une opération nouvelle. Nous jugeons inutile de reproduire ici l'historique de la question, qui a été fait dans plusieurs travaux récents, notamment dans la thèse de Brodeur (1886) (1), et en dernier lieu dans le traité de M. Le Dentu sur les affections chirurgicales des reins, des uretères et des capsules surrénales. Au reste, nous ne voulons pas parler ici de la néphrotomie en général, mais seulement dans certains cas particuliers. Cette opération trouve en effet son indication dans des circonstances très variables. Qu'il s'agisse d'abcès rénal, avec tumeur fluctuante faisant saillie à la région lombaire, ou d'hydronéphrose, de lithiase, ou de kyste, c'est toujours l'incision du rein qui s'impose tout d'abord. Mais avec la nature du mal doit varier la nature du remède. La même incision et le même traitement consécutif seront-ils employés indifféremment dans toute intervention chirurgicale sur le rein ? Évidemment non. Ici plus que partout ailleurs l'opérateur devra approprier cette intervention à l'état de l'organe qu'il aura sous les yeux. L'usage de l'antisepsie nous permet maintenant d'espérer des résultats dont la réalisation eût été, il y a peu d'années, regardée comme impossible. Aussi la conduite du chirurgien et surtout le pronostic de

(1) Brodeur, *de l'intervention chirurgicale dans les maladies du rein*. Thèse Paris, 1886

son intervention devra-t-elle varier sensiblement suivant qu'il pourra ou non opérer sur un rein aseptique, et pourvu d'un uretère sain ou tout au moins perméable (1).

S'il se trouve en présence d'un rein abcédé transformé en une poche purulente, l'intervention chirurgicale elle-même sera discutable. La néphrectomie primitive donne en effet, dans ces conditions, une grande mortalité par suite des difficultés que présente l'extirpation.

Mais si nous supposons (et ces cas sont fréquents dans la pratique) que l'on ait affaire à un organe relativement sain, peu augmenté de volume, aseptique ou susceptible de le devenir, alors d'autres devoirs s'imposeront. L'expérimentation d'une part, de l'autre des faits cliniques récents, nous ont indiqué la marche à suivre.

Quels seront alors la direction et le siège de l'incision? Comment devra-t-on se comporter vis à vis de la plaie rénale, au point de vue de l'hémostase d'abord, de la cicatrisation ensuite? Telles sont les questions que nous avons à traiter dans les chapitres suivants.

(1) TUFFIER, *Semaine Méd.* 18 décembre 1888

CHAPITRE PREMIER

Siège et direction de l'incision

On sait depuis longtemps que les plaies du rein, accidentelles ou chirurgicales, sont susceptibles de guérison complète, au même titre que les plaies de tout autre tissu. Mais le pronostic guérison est subordonné à deux conditions principales. Il faut premièrement que le rein soit aseptique. Il est bien entendu que c'est à ces cas seuls que nous nous adressons. Il faut en outre que la partie du rein qui est intéressée présente une certaine tendance à la cicatrisation. Or, le rein se compose essentiellement de deux parties, parenchyme et bassinet, très différentes à ce point de vue. Autant les blessures du parenchyme, tissu riche en éléments de toute nature, tendront à guérir naturellement, autant celles du bassinet, formé d'une membrane mince et pauvre en fibres musculaires, nous exposeront à l'absence de réunion et à la fistule consécutive. Nous n'entendons point dire que la production d'une fistule soit dans ce dernier cas la règle absolue. En Allemagne, la suture après pyélotomie a réussi une fois entre les mains de Czerny, et dans deux autres opérations du même chirurgien elle a été suivie de fistule, puis de néphrectomie (1)..

Cette question de la région à inciser, pour importante

(1) Résultats de la pratique de Czerny, exposés par Herczel (*Annales des voies urinaires*, novembre 1889).

qu'elle soit, semble cependant avoir été, du moins jusqu'en ces derniers temps, négigée par la plupart des opérateurs. Certains auteurs ont voulu même ériger en règle l'incision du bassinet. Dans un travail *sur les plaies du rein et les opérations qu'on y pratique* (1), Edw. Otis préconise les incisions du bassinet, pour en explorer l'intérieur avec les doigts ou un stylet. Il recommande de drainer ensuite et de suturer la plaie. Nous pensons qu'agir ainsi c'est vouloir la fistule quand même.

De même, Bruce Clarke (2) conseille, dans le cas de lithiase, une petite incision à la partie postérieure du bassinet, suivie de l'introduction d'une sonde à extrémité de porcelaine.

Une pareille prédilection pour le bassinet s'explique aisément, si l'on considère que c'est lui le plus souvent (pas toujours) qui renferme les calculs, facilement accessibles par l'incision directe de ses parois.

Cependant vers la même époque, d'autres chirurgiens songent à reporter l'incision du côté du parenchyme. En 1887, Lloïd (3) conseille d'inciser *à travers la substance rénale* le calice le plus inférieur, pour arriver au bassinet. Belfield, de New-York, conseille la même année une conduite analogue (4).

En 1887 Herczel, examinant les résultats de la pratique de Czerny (5), conclut à l'incision du bassinet, dit-il, guéris-

(1) *Travail lu à la Société médicale du District de Suffolk* (Mai 1887).
(2) *Diagnosic and treatment of Surgical Diseases of the Kydney* (1886).
(3) *Pratictionner* (1887).
(4) *New-York, Medic. Record.*
(5) *Therapeutische Monatschefte*, 1887.

sant plus lentement. Et il ajoute : Quand il n'y a pas de pus, on peut essayer la réunion immédiate.

Morris, qui s'est occupé spécialement des maladies du rein (1), conseille l'incision du parenchyme, mais sans attacher grande importance à la direction et au siège de l'incision. Il préconise simplement une incision telle, qu'elle permette d'ouvrir tous les calices, et de les explorer avec le doigt.

En 1888, Bergmann et Hans Schmidt (2) se prononcent en faveur de l'incision du bassinet, le second recommandant, pour assurer l'antisepsie, de faire l'opération en deux temps, et d'ouvrir le bassinet six à huit jours seulement après la paroi lombaire.

En 1889 paraît l'ouvrage de M. Le Dentu (3). En cas de bosselures calculeuses manifestes, M. Le Dentu conseille d'inciser directement sur les calculs, suivant les rayons de l'organe (du hile au bord convexe). En cas où ce signe fait défaut, l'incision sur le bord convexe, dit-il, retrouve sa supériorité au point de vue de la suture et de l'hémostase. Il rapporte à ce sujet une observation que nous citons plus loin.

La thèse de Rollin (4), faite sous l'inspiration de M. Tuffier, en 1889, rassemble vingt-deux cas de fistule rénale consécutive à la néphrotomie. Dans deux cas seulement la division du bassinet est incriminée. Mais il faut noter que dans

(1) *Surgical diseases of the Kidney*, 1886.

(2) *Berliner Klinik Wochenschrift*.

(3) Le Dentu, *Affections chirurgicales des reins, des uretères et des capsules surrénales*. Paris, 1889).

(4) Rollin. *Des Fistules néphro-cutanées*. Paris, 1889.

beaucoup d'observations la partie incisée n'est pas mentionnée. Du reste nous ne voulons tirer aucune conclusion de cet ensemble d'observations, dans lesquelles la néphrotomie a été pratiquée pour des causes très variables; suppuration du rein, hydronéphrose avec atrophie de la substance rénale, etc. Nous nous posons simplement cette question : Devant inciser un rein, où et comment l'inciserons-nous pour être dans les meilleures conditions possible? Ici il est nécessaire de dire quelques mots sur la disposition des gros vaisseaux dans le tissu rénal.

La figure ci-jointe, empruntée au travail de M. Tuffier sur

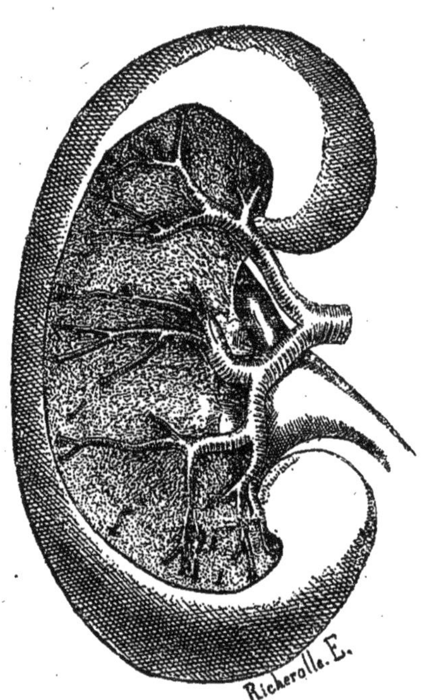

Figure 1. — Artère du rein.

la chirurgie du rein (1), nous montre un rein humain normal, dans lequel une injection a été poussée par l'artère rénale (2). On voit que des vaisseaux d'un fort calibre, et dont la disposition est constante chez l'homme, cheminent dans les deux faces de l'organe, où ils sont situés très superficiellement. Cette disposition nous montre les dangers qu'offrirait une incision du parenchyme rénal suivant l'une des faces de l'organe, et qui aurait toutes chances d'intéresser un ou plusieurs de ces vaisseaux. On pourra s'étonner, étant donnée cette disposition des artères, que des hémorragies formidables n'aient pas été plus souvent observées dans des néphrotomies pratiquées sur la face postérieure du rein. Mais il ne faut pas oublier que l'intervention, tout au contraire de celle que nous préconisons, a le plus souvent été très tardive, et qu'elle s'est alors adressée à des organes plus ou moins sclérosés, dans lesquels l'afflux sanguin se trouvait considérablement diminué par suite de l'atrophie des vaisseaux. Mais si l'on suppose un rein plus jeune au point de vue pathologique, se rapprochant par conséquent du rein normal, on comprend la gravité d'une hémorragie qui sera d'ailleurs difficile à maîtriser en un tel point.

La figure suivante, également empruntée à M. Tuffier, nous montre une coupe médiane du rein du bord convexe vers le hile, semblable à celle qu'on pratique ordinairement dans une autopsie, on voit que les gros vaisseaux ont à peu près disparu. Premier et précieux avantage offert par ce mode d'incision. Qu'on se reporte aux observations IV et VI,

(1) *Etudes expérimentales sur la chirurgie du rein.* Paris, 1889.
Nous remercions une fois de plus ici M. Tuffier qui a bien voulu mettre à notre disposition plusieurs des figures de son ouvrage.

(2) Ces injections ont été faites à l'École pratique par MM. Tuffier et Lejars.

et l'on verra que M. Tuffier, ayant (dans un but d'exploration) pratiuqé deux fois cette incision sur le vivant, n'a eu chaque fois qu'une faible hémorragie. Mais, qu'on le sache bien, ce résultat ne sera obtenu qu'à condition que l'incision soit bien médiane, et ne dévie ni en avant ni en arrière.

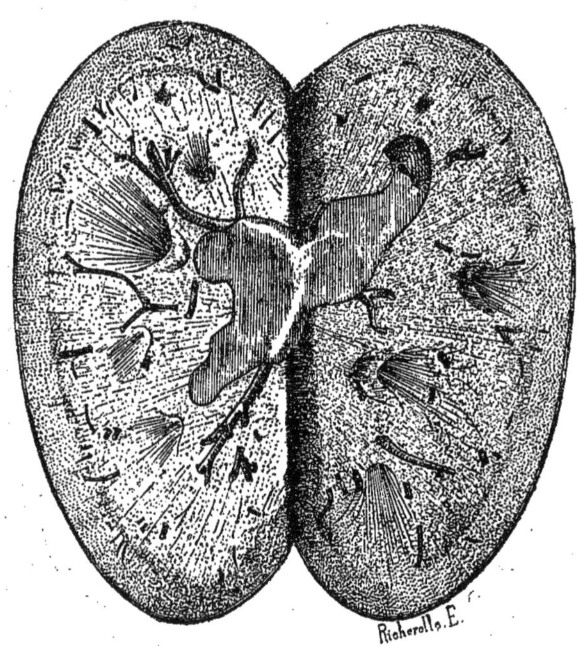

Figure 2. — Coupe médiane du rein montrant son peu de vascularité.

Le chirurgien qui pratique sur un organe quelconque une opération ne doit pas songer seulement à éviter les dangers immédiats de cette opération ; il doit songer aussi aux suites éloignées de celle-ci, sinon sa tâche ne sera accomplie qu'à demi. On a par exemple incisé un rein sur face postérieure, suivant son plus grand axe ; l'hémorragie s'est trouvée être faible, la cicatrisation s'est faite, le malade est guéri, et l'opérateur satisfait. Il le sera moins s'il songe aux suites possibles, probables même, de son intervention. Il a en effet été démontré (1) qu'une pareille incision est constamment suivie d'une atrophie irrémédiable des glomérules, consécutive à la section de leurs canalicules excréteurs. Etant donnée la disposition en éventail des éléments du rein, on conçoit qu'à une incision, même peu étendue, faite en ce sens au voisinage du bassinet, correspondra une dégénération plus considérable des éléments corticaux.

L'incision du bord convexe, au contraire, au moyen de l'instrument tranchant, réduira à leur minimum les dangers de l'atrophie ultérieure, étant faite suivant une direction parallèle, et non plus perpendiculaire aux canalicules excréteurs. On pourra donc en suivant cette voie, en cas par exemple de lithiase rénale, restituer au rein, après l'extraction des calculs, son intégrité à peu près absolue.

L'incision sur le bord externe vous offre encore un autre avantage : elle ouvre une voie large et facile à l'exploration de l'organe. La recherche des calculs, par ponctions ou incisions suivant l'une des faces, est loin de donner toujours des résultats complets. En outre il peut arriver que le rein soit déformé au point de prendre l'aspect d'un fer à cheval presque fermé. Le bassinet, qui suit le rein dans son changement de forme, présente alors à chacune de ses extrémités un diverticule où des graviers peuvent se dissimuler et devenir à peu près inaccessibles par les méthodes ordinaires.

L'incision que nous préconisons ouvre d'un seul coup tous les calices; elle a donc les plus grandes chances de tomber sur les calculs, quel que soit leur siège.

(1) Tuffier, ouvrage cité.

CHAPITRE II

Accidents et moyens d'y remédier

Nous avons montré comment l'incision du bord convexe nous met à l'abri des grosses hémorragies. Cependant on peut, même en suivant cette voie, se trouver en présence d'un écoulement sanguin considérable, surtout si l'organe est peu ou point sclérosé. Cette hémorragie, facilement explicable par l'étendue de la plaie et la grande vascularité de l'organe, peut apporter une gêne considérable à la continuation de l'opération. Nous citons plus loin plusieurs cas (Observations I, II et III) dans lesquels la perte de sang fut si considérable, que la néphrectomie fut considérée comme la seule ressource. A une opération relativement bénigne a donc succédé une autre opération infiniment plus grave par ses conséquences ultérieures.

Point n'est besoin, en effet, d'insister sur le danger de l'ablation d'un rein faite à l'improviste, sans qu'on soit absolument certain de l'intégrité du seul rein restant.

Nous avons heureusement des armes contre ce danger. Ce sont : 1° la compression ; 2° la suture.

1 *Compression.* — Au moment où l'on divise le tissu rénal, deux circonstances peuvent se présenter : ou bien ce tissu saigne peu, et l'on n'a pas à s'inquiéter du sang, ou bien l'écoulement sanguin est abondant, et devient aussi dangereux pour l'opéré que gênant pour l'opérateur. Dans ce

dernier cas, M. Tuffier recommande de faire pratiquer par un aide la compression du pédicule vasculaire; le sang s'arrête aussitôt, et l'on peut continuer en toute sécurité l'opération sans que les doigts de l'assistant y apportent une gêne sérieuse.

Il arrive même qu'une compression, prolongée seulement pendant quelques instants, suffit pour assurer l'hémostase ultérieure. Cela tient à ce que ces mêmes artères hypertrophiées, qui donnaient du sang au moment de l'incision, sont entourées d'éléments musculaires très développés, circonstance éminemment favorable à leur rétraction rapide.

Dans l'observation VI, M. Tuffier, au moment où il a fendu le rein, a vu un écoulement sanguin assez notable, véritable *pluie d'orage*, comme il l'a appelée. Mais la simple pression des doigts dans la plaie a suffi pour arrêter aussitôt l'hémorragie.

On sait, en outre, que la tension vasculaire est d'autant plus faible dans un organe que les anastomoses y sont plus nombreuses.

Or, il existe dans le rein, entre les artères et les veines, un réseau anastomotique d'une grande richesse. Deuxième circonstance favorable à la non-persistance d'une hémorragie inquiétante au premier abord.

C'est pourquoi nous disons : le tissu incisé saigne-t-il abondamment, faites la compression digitale du pédicule, soit pendant quelques minutes, soit jusqu'à la fin de l'opération, si vous le jugez nécessaire.

On a songé naturellement à employer, pour les opérations sur le rein, le thermo ou le galvano-cautère. Nous pensons, qu'il faut, en cette matière, les proscrire d'une manière absolue, et cela pour plusieurs motifs. D'abord les cautères produisent une perte de substance autrement sérieuse que l'instrument tranchant, inconvénient grave lorsqu'il s'agit d'un tissu aussi précieux que celui du rein. Ensuite, les escarres produites par la cautérisation nuiraient inévitablement ou même s'opposeraient entièrement à la réunion primitive, que l'on doit toujours rechercher dans les cas qui nous occupent. Enfin et surtout, la cautérisation n'agira que sur les capillaires, et alors elle sera inutile, puisqu'une hémorragie capillaire est toujours facile à maîtriser, tandis qu'elle restera impuissante contre l'écoulement sanguin provenant de vaisseaux plus importants. L'inefficacité du fer rouge a, du reste, été démontrée par M. Tuffier dans ses expériences. Le bistouri seul conviendra donc exclusivement pour ce genre d'opération.

2° *Suture.* — Il s'agit maintenant de suturer la plaie opératoire.

La suture a un double point de vue : 1° Assurer l'hémostase, la maintenir d'une façon définitive. 2° Obtenir une réunion complète et immédiate, en évitant la production d'une fistule.

Au moment où l'on cesse de comprimer les vaisseaux du hile, il peut arriver, comme nous l'avons dit plus haut, que l'hémostase soit et reste à peu près complète. L'hémorragie, au contraire, peut reprendre, principalement s'il s'agit d'une incision exploratrice sur un rein normal. C'est alors qu'il faut de nouveau faire la compression et pratiquer la suture. Car il importe de savoir qu'une fois la suture faite, l'afflux sanguin, loin de nuire à la coaptation des deux lèvres de la plaie, contribuera au contraire à assurer l'hémostase. Ceci demande une explication.

Au moment de la suture, le rein est exsangue, grâce à la compression; l'opération est donc des plus simples. Les fils sont successivement serrés, noués, et l'on peut à ce moment cesser de comprimer le pédicule. Que va-t-il alors se passer?

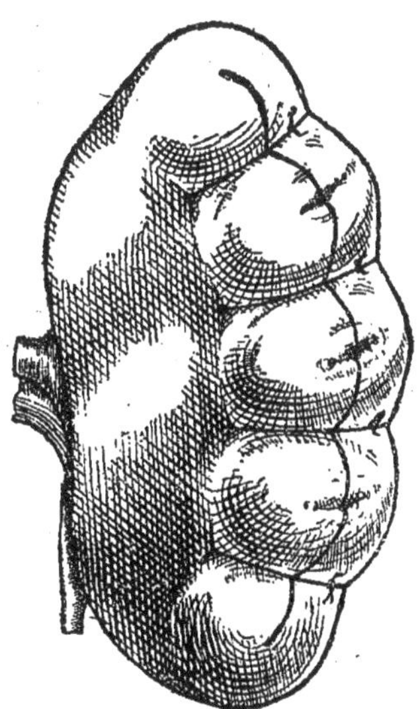

Figure 3. — Rein suturé et turgescent.

Un flot de sang vient gonfler le rein, comme le montre la figure suivante, empruntée à M. Tuffier. L'organe augmente tout à coup de volume, et les deux valves suturées s'appliquent l'une à l'autre d'autant plus étroitement que la turgescence du tissu est plus prononcée. C'est ainsi qu'on peut dire que la présence même du sang rend la plaie plus étanche, l'hémostase plus certaine.

Ici se présente un écueil qu'il faut éviter, sous peine de

voir survenir les accidents les plus graves. Si les fils ont été serrés trop étroitement, le tissu rénal gonflé par le sang s'étranglera sur ces ligatures. Il en résultera, soit une compression exagérée, soit même une section du parenchyme par les fils. Dans le premier de ces deux cas, les accidents, pour n'être pas immédiats, n'en sont pas moins à redouter. Une telle compression peut, en effet, produire une sclérose qui, d'abord limitée au point même de la ligature, s'étendra ensuite progressivement dans les segments comprimés. Si chaque point comprimé donne ainsi lieu à une sclérose rayonnant dans le parenchyme, on voit combien seront compromises les fonctions ultérieures de l'organe.

L'opération qui visait à conserver le rein aura abouti en fait à une véritable néphrectomie fonctionnelle. M. Tuffier a présenté à la Société anatomique (1) un rein ainsi atrophié par des ligatures trop étroitement serrées.

Bien plus graves encore et bien plus rapides seront les complications qui suivront la section de parenchyme rénal par les fils. Inutile d'insister sur les dangers de pareilles lésions dans un organe aussi vasculaire, abandonné dans l'abdomen derrière une plaie cutanée entièrement suturée.

D'où cette conclusion : employer, pour la suture, du catgut assez gros (le nº 3 convient très bien) ; ne faire qu'une striction modérée, en songeant que le gonflement du rein va tout à l'heure augmenter considérablement son volume, et assurer ainsi la coaptation des lèvres de la plaie. Ne pas oublier que si les vaisseaux sont nombreux, la tension intra-rénale est faible, et qu'une compression modérée triomphera sans peine d'une hémorragie même considérable. Cette

(1) Juillet 1888.

manœuvre, bien exécutée, donne de remarquables résultats. Dans l'opération qu'il fit avec M. Le Dentu, M. Tuffier serra modérément les fils, absolument comme il le faisait dans ses expériences; le résultat hémostatique fut parfait.

La figure ci-jointe (1) montre comment on pratique les sutures en passant les fils de catgut en plein parenchyme et

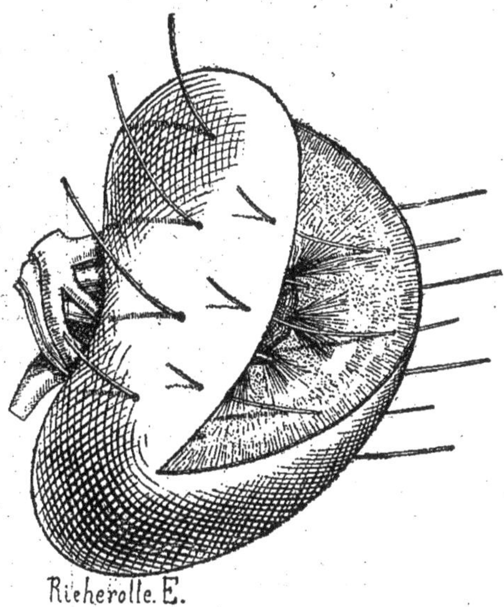

Figure 4. — Passage des sutures superficielles et profondes.

en ajoutant ensuite, au besoin, un plan de sutures superficielles.

On pourrait croire *a priori* que le séjour des fils de catgut dans le tissu rénal, prolongé jusqu'à leur complète résorption, donnera lieu à de l'infiltration d'urine ou à des phénomènes d'inflammation. Il n'en est rien; au niveau des fils pas

(1) Tuffier, *chirurgie du rein.*

plus qu'au niveau de la plaie il ne se produit d'inflammation.

Les expériences que nous allons bientôt citer nous montreront en outre quelle est la tolérance du rein pour un corps étranger parfaitement aseptique.

Il nous reste à parler d'une dernière et importante condition du succès de l'opération. Pour que l'urine ne vienne pas refluer par la plaie rénale, il faut que son écoulement soit librement assuré par les voies naturelles, il faut que *l'uretère soit perméable.* De là la très grande importance du cathétérisme de ce conduit, qui permettra seul d'affirmer l'absence de tout obstacle par calcul, rétrécissement, etc. Cette opération, faite avec prudence et avec toutes les précautions de l'antisepsie, n'offre aucun inconvénient. Elle est du reste singulièrement facilitée par l'étendue de la plaie du bord convexe. Elle est, nous le répétons, le complément obligatoire de toute incision sur le rein que l'on voudra faire suivre d'une réunion complète et immédiate. Tel est aussi l'avis de M. Le Dentu, qui s'exprime dans son *Traité sur la chirurgie du Rein* : « Comme il est avéré que l'oblitération de ce conduit (l'uretère) facilite la production des fistules, il importe de s'assurer autant que possible de son état par le cathétérisme rétrograde (1) ».

(1) En 1886, Lange, de New-York, a fait aussi le cathétérisme de l'uretère après incision d'un abcès rénal. Amélioration considérable (Th. Récamier).

Expériences sur les animaux (1)

Expérience I. — *Suture du rein gauche. Chien de 18 kilogr.*

16 mars 1888. Anesthésie par l'atropomorphine. Laparatomie, le rein est amené à l'extérieur, le pédicule comprimé par les doigts d'un aide. Ouverture longitudinale du rein, jusqu'au bassinet, dans lequel on introduit un petit gravier antiseptisé par l'étuve à 120°.

Hémorragie abondante de la plaie rénale, que l'on arrête par la compression de l'artère rénale au moyen de deux doigts placés sous le pédicule. On passe alors dans la substance du rein quatre points de suture au catgut n° 3 que l'on serre modérément. Comme la ligne de suture continue à saigner légèrement, on ajoute quatre autres points intermédiaires superficiels au catgut plus fin (n° 2). L'hémostase est parfaite, on réintègre le rein dans la loge. Pansement : collodion et iodoforme.

27 mars 1888. Le chien est tué par la piqûre du bulbe. Autopsie. Rein droit normal. Rein gauche accolé à la grosse tubérosité de l'estomac entourée par l'épiploon qui lui adhère fortement. Sur une coupe transversale, on constate que la réunion est parfaite. il ne reste plus trace des fils de catgut. La ligne de suture est petite et paraît formée de tissu fibreux dense. L'uretère est perméable. Le gravier est resté dans le même état et n'a provoqué aucune suppuration,

Expérience II. — *Suture du rein gauche. Chien terrier de 12 kilogr.*

5 mai 1888. Anesthésie par l'atropomorphine et le chloroforme. Incision de Langenbach du côté gauche. Compression du pédicule vasculaire du rein avec les doigts. Incision longitudinale du rein gauche jusqu'au bassinet. L'incision est suturée par cinq points au

(1) Dues à l'obligeance de M. Tuffier (*Chirurgie du Rein*). Nous devons faire remarquer qu'à l'époque où furent faites ces expériences, aucun fait de suture du rein n'avait encore été publié.

catgut n° 2 et deux superficiels au n° 0. Pas d'hémorragie. Suture de la paroi abdominale et pansement.

11 mai 1888. Anesthésie. Réouverture de l'incision abdominale. Extirpation du rein qui a déjà fortement adhéré à l'épiploon et à la fosse lombaire, ce qui nécessite l'application de nombreuses pinces T. La plaie est suturée à nouveau. Pansement : le rein enlevé est complètement réuni, les fils de catgut ont presque complètement disparu, sauf au centre de l'organe où ils sont représentés par un moignon blanc jaunâtre. L'uretère est perméable.

Expérience III. — *Suture du rein après introduction de corps étrangers. Chien terre-neuve de 20 kilogr.*

25 mai 1888. Anesthésie avec l'atropomorphine. Incision longitudinale du rein sur son bord convexe. Ouverture du bassinet dans lequel on introduit un morceau de spath fluor. Compression du pédicule. Suture du rein par onze points de catgut, dont cinq profonds. Hémostase parfaite. Réduction et toilette du péritoine. Guérison.

4 juillet 1888. Néphrectomie droite. Nombreuses adhérences épiploïques et intestinales. Le pédicule est lié en masse. Ce rein enlevé est parfaitement cicatrisé. On voit une ligne blanche représentant la trace de l'incision, mais son volume est suffisamment réduit. Le fragment de spath est absolument indemne de toute concrétion.

(*Présenté à la Société anatomique*).

Expérience IV. — *Suture du rein droit après introduction de corps étranger et ligature de l'uretère du même côté. Chienne noire de 12 kilogr.*

11 juillet 1888. Anesthésie avec l'atropomorphine. Incision de Langenbach du côté droit. Section longitudinale du rein droit jusqu'au bassinet, on y introduit un fragment de spath fluor stérilisé. uture du rein (six points au catgut, deux points superficiels). Ligature double et section de l'uretère droit entre les deux ligatures. Suture de la paroi abdominale, pansement.

8 août 1888. Anesthésie avec l'atropomorphine. Nouvelle incision latérale droite. Le rein est tellement adhérent à l'intestin du pancréas et du foie, que la néphrectomie est impossible. On sacrifie l'animal (piqûre du bulbe) afin de pouvoir disséquer la pièce.

Le rein est volumineux, adhérent entièrement à la veine cave, il pèse 115 gr., on voit qu'il est formé par une poche fluctueuse formée par la distension des calices et du bassinet, les parois sont légèrement villeuses.

La substance propre du rein est notablement atrophiée. La trace des points de suture est représentée par des points jaunâtres. La capsule du rein est épaissie, mais partout continue. Le liquide contenu dans le bassinet est trouble, mais pas franchement purulent. Le fragment de spath est absolument indemne de toute concrétion phosphatique.

Expérience V. — *Suture du rein droit. Chien terre-neuve, 20 kilogr.*

25 mai 1888. — Anesthésie avec l'atropomorphine. Incision longitudinale du rein jusqu'au bassinet. On introduit dans ce dernier un fragment de spath fluor stérilisé. Compression du pédicule. Suture au catgut n° 4 ; onze points de suture, dont quatre profonds et cinq superficiels. Suture de la paroi. Pansement collodion. La plaie réunie par première intention.

4 juillet 1888. — Néphrectomie droite. Adhérences épiploïques et intestinales que l'on réussit à décoller, ligature du pédicule en masse. Le rein enlevé est parfaitement cicatrisé, mais son volume est notablement diminué. On retrouve intact dans le bassinet le fragment de spath fluor. L'analyse chimique faite par M. Artus, préparateur au laboratoire, n'a fait constater la présence d'aucune trace de phosphates au niveau du spath fluor. L'uretère est perméable.

(Présenté à la société anatomique).

Expérience VI. — *Suture du rein gauche. — Chien jaune de 18 kilogr.*

8 mai 1888. — Anesthésie avec l'atropomorphine. Incision de Langenbach du côté gauche. Rate très volumineuse que l'on est obligé de repousser pour arriver sur le rein. Section longitudinale jusqu'au bassinet, dans lequel on introduit un morceau de spath fluor stérilisé. Onze points de suture profonds au catgut, deux superficiels. Suture de la paroi. Pansement.

11 mai 1888. — Anesthésie. Extirpation du [rein gauche qui est peu adhérent aux organes voisins, l'opération est facile. Le rein est entouré

de tissu adipeux adhérent à sa capsule, les catguts sont encore très nettement visibles, mais la réunion est déjà faite, car on ne peut décoller les lèvres de l'incision du rein. (Présenté à la société anatomique.)

Réflexions. — Ces expériences sont très instructives. Elles nous montrent : 1o Que si l'hémorragie qui accompagne l'incision du rein à l'état normal est assez considérable, elle cède facilement à la compression du pédicule vasculaire et à la suture de la place ; 2o Que le parenchyme rénal peut se réunir ensuite avec la plus grande facilité, si l'on opère dans de bonnes conditions d'asepsie ; 3o Que dans ces conditions, la présence d'un corps étranger (spath fluor, fils de catgut) est parfaitement tolérée par le rein.

CHAPITRE III

Avant de citer les observations prouvant que ces faits de physiologie pathologique sont applicables à l'homme, nous allons rapporter plusieurs cas d'hémorragie incoercible ayant nécessité la néphrectomie immédiate.

Observation I. (Résumée). — *Néphralgie hématurique chez une hystérique. — Incision exploratrice. — Hémorragie incoercible. — Néphrectomie. — Guérison.* (A. SABATIER, *Revue de chirurgie.* Janvier 1889.

Femme 30 ans, tisseuse, entrée le 1er octobre 1886 dans le service de M. Tripier, remplacé par M. Sabatier. Depuis longtemps, accès douloureux dans la région du rein droit, accompagnés d'hématuries disparaissant peu à peu après les crises. Les urines restent très sédimenteuses entre les attaques.

Le 15 octobre, bon état général, pas de signe de tuberculose pulmonaire, rien du cœur. Vomissements assez fréquents.

Au niveau du rein droit, douleur sourde et profonde, exaspérée par la toux et les mouvements, empêchant le décubitus de ce côté. Cette douleur est persistante, avec exacerbations revenant environ deux fois par semaine, ou parfois seulement tous les dix jours. Ce sont alors de véritables accès de colique néphrétique avec irradiations vers l'uretère et la vessie, vers le membre inférieur droit, le diaphragme et l'épaule droite.

La région lombaire ne présente aucune déformation, pas de tumeur à la palpation, mais celle-ci provoque de vives souffrances entre les dernières côtes et l'ombilic. Rien au foie et à la vésicule biliaire.

— *Etat de la miction.* A eu autrefois de l'anurie pendant un ou deux jours. Actuellement ténesme vésical constant, envies d'uriner très fréquentes, nécessitant le cathétérisme. La malade, toutefois, ne se sonde que deux fois par jour. Après les crises, les urines sont chargées de sang et de mucus, pour se clarifier ensuite peu à peu. Jamais gravelle ni calcul. Pas de bacille tuberculeux. Quantité d'urines quotidiennes : environ 600 gr.

Diagnostic : Calcul du rein obstruant d'une façon intermittente l'embouchure de l'uretère.

Le 16 octobre 1886, incision de la région lombaire droite, à 9 centimètres en dehors du rachis, de la dernière côte à la crête iliaque. A ce niveau, l'incision suit cette crête, de façon à présenter la forme d'un L.

Rein d'un volume normal : on se décide à une néphrotomie exploratrice. Le rein est incisé au bistouri, le long de son bord externe ; exploration digitale des calices et du bassinet. Pas de corps étranger.

Comme l'hémorragie rénale est inquiétante, et que d'autre part on craint une lésion urétrale, on se décide à faire la néphrectomie.

Les suites de l'opération sont simples : le lendemain, presque plus rien dans l'urine, et le jour suivant, miction sans la sonde pour la première fois depuis 18 mois.

Le 15 novembre, la malade part en convalescence.

Le 1er décembre 1887, la guérison s'est maintenue complète.

Le rein enlevé était à peu près sain, avec seulement un peu d'inflammation conjonctive.

OBSERVATION II. (1). — *Hémorragie incoercible survenue pendant l'exploration. Néphrectomie. Guérison. Mayo Robson.* (*Brith. méd. Jour.* 1887).

Homme de 24 ans, ayant depuis deux ans signes de calcul rénal. Découverte du rein, que l'on ponctionne en beaucoup d'endroits sans trouver de pierre.

Incision du rein et exploration des calices à l'aide d'une pince. Hémorragie impossible à arrêter. On est forcé d'enlever le rein, une large veine anormale a été déchirée dans la couche corticale à environ un pouce de la surface.

Malade guéri en trois semaines.

(1) RÉCAMIER. Th. cit.

Observation III (1). — *Incision exploratrice du rein. Hémorragie incoercible ayant déterminé une néphrectomie immédiate. Mort.* (E. Desnos).

Le nommé Sch..., âgé de 43 ans, ouvrier marbrier, ne présente pas d'antécédents morbides personnels, en dehors de ceux qui ont trait à sa maladie actuelle. Son père était goutteux,

Il y a quinze ans environ, première attaque de colique néphrétique du côté droit, suivie de l'expulsion d'un gravier rouge. Un an sans retour de colique, puis nouvel accès.

Depuis lors et pendant douze ans environ les accès n'ont cessé de se montrer à des intervalles qui variaient de deux à huit mois. Les douleurs occupaient toujours le côté droit, sauf dans trois accès où elle se sont montrées avec les mêmes caractères du côté gauche.

Après un violent accès, plus prolongé que les autres, il y a trois ans, le malade ne rendit pas de graviers. L'accalmie fut moins complète ; au bout de quinze jours, nouvel accès, encore plus prolongé mais beaucoup moins douloureux. Il s'installe alors un état habituellement douloureux de la région lombaire droite, entrecoupé de paroxysmes plus ou moins violents, mais il n'y eut plus d'expulsion de graviers.

Les urines sont restées à peu près limpides jusqu'à l'année dernière. A ce moment, le malade remarqua un dépôt d'une abondance variable au fond du vase, très intermittent ; peu à peu les urines devinrent presque purulentes.

Les douleurs rénales sont presque permanentes, exaspérées par les fatigues, surtout par les secousses de la marche, de la descente d'un escalier, beaucoup plus que par les voitures. L'état général est resté bon ; l'appétit a cependant diminué, l'amaigrissement est notable. Tout travail est impossible.

Le 20 décembre 1887, jour du premier examen, je constate l'état suivant de l'appareil urinaire : Urètre à peu près libre, très léger rétrécissement (n° 19) au niveau du cul-de-sac du bulbe ; vessie saine tolérante à la distension, peu sensible au contact, inhabitée. Prostate normale, peu développée.

Région rénale et urétérale gauche normales. A droite, la pression

(1) Due à l'obligeance de M. F. Desnos.

sur l'abdomen, au-dessous des fausses côtes, donne lieu à une légère douleur; en plaçant la main gauche dans l'espace costo-iliaque, on provoque très facilement le ballottement rénal ; ou détermine facilement les limites de la glande, qui ne paraît pas abaissée, s'enfonce sous les fausses côtes, et est sentie en bas un peu au-dessous de l'épine iliaque antéro-supérieure ; la surface semble bosselée et inégale. La pression bimanuelle provoque une vive douleur. Rien d'anormal sur le trajet de l'uretère.

Les urines, abondantes (1500 à 2000 gr.), troubles dans leur masse, laissent un dépôt purulent, blanc-jaunâtre, filant.

Elles s'éclaircissent très facilement par le repos, et deviennent alors presque limpides.

L'étude des commémoratifs et l'examen des signes physiques conduisent à admettre l'existence d'un calcul retenu dans le bassinet, et ayant amené depuis un an environ une suppuration de ce réservoir. L'existence de coliques néphrétiques du côté gauche, anciennement ressenties, permettent également de conclure à la présence d'un rein de ce côté.

Je résolus d'explorer à l'aide d'une ponction et d'une incision le rein malade, opération que je pratiquai le 18 janvier 1888, avec l'aide de MM. Brun, Hartmann et Vickham. Une incision verticale en dehors de la masse sacro-lombaire fut conduite de la onzième côte à la crête iliaque, et les tissus incisés couche par couche jusqu'au rein. Celui-ci apparaît très considérable, inégal, bosselé ; l'exploration de sa surface ne fait reconnaître aucun point induré, ni nettement fluctuant. L'organe ayant été isolé sur ses deux surfaces, je pratique avec une aiguille fine une dixaine de ponctions qui restent négatives.

Le rein est alors attiré vers la plaie de façon à ce que son bord convexe soit nettement accessible, et sur la ligne médiane, parallèlement à son axe, je pratique une incision de cinq centimètres de longueur, et d'un centimètre à peine de profondeur. Le bassinet n'étant pas ouvert je prolonge l'incision en profondeur; mais aussitôt, une hémorragie abondante se montre; le sang s'écoulait d'une façon continue, sans qu'aucun jet fût projeté, et sans qu'on pût croire à la section d'une artère importante. La compression à l'aide d'éponges, le rapprochement des deux surfaces cruentées ne diminuaient en rien l'hémorragie. Celle-ci se prolongeant, la seule ressource semble être la ligature du pédicule et la néphrectomie.

Deux grandes pinces furent placées en haut et en bas sur le pédicule, deux ligatures de soie phéniquée jetées en arrière des pinces, et la section fut faite. A ce moment, une branche artérielle qui avait échappé donna un jet abondant, fut saisie et liée séparément. Deux gros drains furent placés dans la plaie suturée dans les quatre cinquièmes de son étendue.

Le malade resta dans un état de lipothymie pendant trois à quatre heures, puis la température, qui était tombée à 35° 4, remonta vers le soir à 37 ; le malade se ranima ; à ce moment il n'avait pas uriné.

Dans la soirée, l'état général était relativement bon, le malade avait pris des grogs et des boissons chaudes.

Une sonde introduite dans la vessie n'amena que quelques gouttes d'une urine très sanglante.

A 11 heures 1/2 du soir, treize heures après l'opération, le malade se plaint, s'agite, veut s'asseoir sur son lit et retombe aussitôt inanimé.

L'autopsie n'a pu être faite. L'examen du rein extirpé montre une hypertrophie considérable de toute la glande ; la cavité, bassinet et calices, était peu dilatée, remplie par un peu de liquide purulent et surtout par un amas de matière caséeuse, de pus crémeux dans lequel le microscope n'a pas permis de découvrir de bacilles. Il n'y avait pas de calculs.

L'incision du bord convexe avait porté exactement sur la ligne médiane. En bas, en effet, le rein était contourné sur lui-même, de sorte que son extrémité antérieure pointait en avant. En suivant une direction rectiligne, le bistouri avait donc intéressé beaucoup plus l'hémisphère postérieur. On remarquait profondément la section de plusieurs artérioles qui restaient béantes.

Réflexions. — L'observation I est un exemple d'hémorragie incoercible succédant à une incision du bord convexe. Mais elle est muette sur les moyens qui ont été employés pour tenter d'enrayer cette hémorragie. A-t-on comprimé le pédicule ? C'est peu probable. A-t-on essayé de la suture ? Sans doute cette tentative eût été mentionnée.

Ajoutons que la crainte d'une oblitération urétérale

aurait dû précisément faire songer à l'exploration de ce conduit, seul moyen de se faire sur ce point une opinion certaine. La néphrectomie a été suivie de guérison, soit. Mais le rein survivant peut devenir malade, et qui sait, du reste, si la simple incision du rein enlevé n'eût pas suffi à procurer, à bien meilleur compte, cette même guérison ?

L'observation II est un bel exemple d'incision ayant intéressé un de ces gros vaisseaux dont nous avons parlé plus haut, et dont la disposition n'a rien que de normal. Au contraire l'incision reportée le long du bord externe eût sans nul doute permis, en évitant cette région, de conserver l'organe.

Il en est de même pour l'observation III, dans laquelle l'incision n'a pas porté exactement sur le bord convexe du rein. L'erreur de l'opérateur est d'ailleurs expliquée par la disposition anormale de l'organe, qui compliquait singulièrement l'intervention opératoire. Ce cas malheureux a une grande signification, en vous montrant à quel point il est important de rechercher la région la moins vasculaire, et de ne pas s'en écarter.

CHAPITRE VI

Nous arrivons maintenant aux faits d'incision du rein suivie de réunion immédiate.

OBSERVATION IV. — (Inédite, communiquée par M. le docteur TUFFIER, recueillie par M. DELAGÉNIÈRE, interne du service). — *Tuberculose. rénale. — Abcès périrénal. — Incision du rein.*

Le nommé Gand... Arsène, âgé de 48 ans, entre le 26 septembre 1889, au n° 16 de la salle Civiale.

Ce malade a eu la blennorrhagie il y a 20 ans, cette blennorrhagie a duré 3 mois. Il a des coliques néphrétiques une première fois il y a six ans; il a dans la même journée deux crises durant chacune huit minutes. Il y a cinq ans, il a une deuxième série de coliques néphrétiques bien plus violentes que les premières. Il n'a point vu de graviers ni de sang dans ses urines. Ses urines sont très troubles au début de la miction; le sont d'une façon irrégulière. Il a d'autres crises de coliques néphrétiques, la dernière il y a trois ans.

Six mois après sa dernière crise, il ressent des douleurs dans les reins, et l'urine lui brûle le canal; en même temps il y a un peu de fièvre. Depuis lors il maigrit beaucoup, et ne peut continuer son travail. Il se fait soigner dans divers hôpitaux.

A son entrée il se plaint d'avoir des mictions toutes les deux heures, l'urètre est libre, mais l'épidydime gauche est induré et bosselé, la prostate est irrégulière, enfin la vessie est extrêmement sensible à la distension.

L'exploration de la région lombaire montre que le rein droit est volumineux, et on peut le percevoir nettement par le ballotement. Il est recouvert en avant par le foie qui bombe et est notablement hypertrophié, de sorte que la zone de matité est très large. Mais la palpation et la percussion méthodique permettent à M. Tuffier de reconnaître ce qui appartient à l'un et à l'autre organe. Il porte le diagnostic. Pyélo-néphrite tuberculeuse avec dégénérescence graisseuse du foie.

Les urines sont troubles,

Son état général est mauvais; il a peu d'appétit, digère mal. Son teint est jaune et terreux, son apparence cachectique. A l'auscultation pulmonaire, on constate l'existence de frottements et de craquements dans toute l'étendue des deux poumons, avec prédominance des symptômes du côté gauche. Dans la fosse sous-épineuse gauche il existe un souffle net, surtout à l'inspiration.

Le 1er octobre les symptômes pulmonaires s'aggravent; il existe une bronchite généralisée avec ramollissement dans la fosse sous-épineuse gauche.

Le rein droit est très volumineux et déplacé en avant ; il est masqué en partie par le foie. Ce dernier organe ne semble pas atteint, mais il a subi un mouvement de bascule d'arrière en avant, de sorte qne malgré le volume considérable du rein, la région lombaire est sonore.

La température monte vers le 12 octobre, et dépasse 39°. Le rein est plus gros. M. Tuffier fait une ponction avec l'aspirateur Potain, une première fois sans résultat, à la deuxième ponction on retire quelques grammes de pus bien lié. Cette exploration est faite le 16 octobre. Le 19 octobre, on fait la néphrotomie.

L'incision porte sur le bord externe de la masse sacro-lombaire, et est légèrement oblique en bas et en dehors.

Arrivé sur le rein, on trouve une capsule graisseuse presque normale, un rein volumineux, dur, non fluctuant, et une collection purulente située à la partie antérieure et inférieure du rein. Elle a le volume d'une petite orange, et contient un pus bien lié. Elle est grattée, iodoformée et drainée. Le rein, repoussé en arrière par un aide jusque dans la plaie lombaire, est incisé le long de son bord convexe. On constate qu'il est dur et friable. L'incision de quatre centimètres de long, permet de constater l'état du parenchyme dans lequel on voit des masses jaunes tuberculeuses non friables. L'incision donne moins de sang que sur un rein normal. On ne trouve dans la glande aucune collection purulente.

Des ponctions faites en divers sens donnent également un résultat négatif. On suture l'organe avec huit gros catguts, on suture de même les divers plans musculaires et aponévrotiques, et on termine par un plan de sutures cutanées au crin de Florence; avant de faire ces sutures on a soin d'introduire une mèche de gaze iodoformée dans le foyer purulent. Le 25 octobre, on enlève le premier pansement. La plaie est parfaitement réunie dans toute son étendue, et l'on peut enlever les deux tiers des points de suture. Le 2 novembre on enlève les derniers points de suture et on retire la gaze iodoformée à l'extrémité inférieure de la plaie. La réunion est complète partout le 12 novembre. L'état local du malade est satisfaisant jusqu'au debut du mois de décembre, mais les lésions pulmonaires continuent à s'accentuer. Le 5 décembre, on constate dans la région lombaire une tumeur qui est la reconstitution de l'abcès périrénal. Cette tumeur devient de plus en plus volumineuse pendant le courant du mois de décembre, en même temps le malade se cachectise rapidement et il survient de l'œdème des membres inférieurs. Le 14 janvier 1890, on constate que la tumeur, lorsque le malade est couché sur le flanc gauche, se rapproche jusqu'à trois travers de doigt de l'ombilic; cette tumeur est fluctuante, et la main placée sur la région lombaire a nettement la sensation de flot quand on fait la palpation abdominale. L'examen des urines y décèle la présence d'albumine; en outre, le malade a de la dyspnée et il existe du gargouillement dans le poumon gauche. L'anorexie est absolue et la cachexie profonde.

OBSERVATION V (Due à l'obligeance de M. TUFFIER). — *Fistule réno-cutanée droite. Extirpation de la fistule, réunion par première intention.*

Gob... Ernest, 46 ans, brossier, entré le 9 juillet 1889 au n° 19 de la salle Civiale; décédé le 3 janvier 1890.

A commencé en 1871 à souffrir de coliques néphrétiques. Le 13 juillet, néphrotomie faite par M, le professeur Guyon.

Au moment où M. Tuffier, remplaçant M. Guyon, voit ce malade, celui-ci se trouve dans l'état suivant : la plaie lombaire est à peu près fermée, sauf au niveau d'une fistule assez profonde (sept à huit centim.), par laquelle sort l'urine en grande abondance, mais *pas une goutte de pus*. Une injection de teinture d'iode (28 sept.) montre que l'*uretère est resté perméable*. Dans ces conditions, M. Tuffier tente l'oblitération de la fistule le 2 octobre (1).

(1) Cette opération a été l'objet d'une remarquable communication de M. Brun, professeur agrégé, à la Société de Chirurgie (8 janvier 1890).

L'étendue de la zone fibreuse cicatricielle est délimitée par la palpation.

Le rein est abordé par une incision siégeant à deux travers de doigt de la première cicatrice, en plein tissu normal.

On dissèque le trajet fistuleux jusqu'au niveau du rein, après s'être donné du jour par une incision longitudinale située à deux travers de doigt en dehors de la première. On aborde ainsi la glande rénale, qu'on libère facilement dans une partie notable de son étendue. On fait alors une seconde incision, perpendiculaire à la première, de façon à circonscrire et à enlever le trajet fistuleux. Pendant la dissection de la partie superficielle de la fistule, le malade fait un mouvement, et on perfore le lambeau cutané au niveau de la première cicatrice. Le rein est entièrement libéré de toute adhérence avec les parties voisines.

Pendant ces manœuvres, il se produit une déchirure assez considérable à la partie supérieure de la plaie. Une fois mobilisé, on attire le rein dans la plaie, et là on fait un premier plan de sutures au catgut, de façon à oblitérer l'ouverture de cet organe. Cinq points de suture sont ainsi posés, dont trois à la moitié inférieure du rein. On fait un deuxième plan de sutures au niveau des couches musculaires. Enfin, crin de Florence pour les sutures cutanées et la fixation du drain. Ce drain situé à la partie inférieure de la plaie, ne va que jusqu'à la surface externe du rein.

Les jours suivants, le malade n'a pas de fièvre et ne souffre pas du tout. Le 8 octobre, lors du premier pansement, la plaie semble réunie sur toute son étendue. On enlève une partie des sutures. Le 11 octobre tous les points de sutures sont enlevés. L'échappée faite au niveau de la première cicatrice, seule, n'est pas réunie, et donne issue dès le premier pansement à un liquide d'aspect louche, Le malade souffre de la vessie, et les mictions sont extrêmement douloureuses. La plaie se désunit les jours suivants, sans qu'il y ait cependant de suppuration. On fait alors un pansement à la gaze salolée, puis à la gaze iodoformée. La plaie commence à se combler le 17 octobre. La réunion se fait alors avec une extrême rapidité. Le 21, on ne laisse qu'un drain insignifiant au niveau de la perforation de la première cicatrice qui seule n'est pas encore comblée. Les crises de cystite semblent augmenter à mesure que l'état de la plaie lombaire s'améliore. Le 24 octobre, on fait une instillation au nitrate; après, cocaïne. Les douleurs deviennent intolérables. Le 29 octobre la plaie est partout réunie ; on enlève tout pansement le 6 novembre. Deux jours après, on fait un lavage de la vessie direct, après avoir insensibilisé le sphincter urétral avec de la cocaïne. Le malade est très soulagé pendant deux heures. On fait un deuxième lavage le soir. On continue ces lavages tous les jours. Le malade éprouve après chaque lavage un soulagement de plusieurs heures. On termine ces lavages par l'injection d'une seringue de l'émulsion iodoformée.

Vers la fin de novembre, on commence les lavages au nitrate d'argent, qui amènent une amélioration assez sensible des urines. Les douleurs de cystite persistent, mais cependant avec une intensité moindre L'état du malade était devenu satisfaisant, quand, le 23 décembre, il est pris d'une forte attaque de grippe. Le 26, il a de la bronchite; le 29 l'affection pulmonaire s'aggrave, et il meurt le 3 janvier 1890, de broncho-pneumonie généralisée.

L'autopsie, faite le lendemain matin, montre une adhérence complète du rein droit avec la paroi lombaire, et l'on est obligé d'enlever une portion de cette région, ainsi que la 12e côte, pour pouvoir sortir le rein de l'abdomen.

Les poumons sont le siège de lésions congestives très accentuées ; il y a de l'emphysème des lobes supérieurs avec des foyers de broncho-pneumonie, surtout nets aux bases. Le cœur droit est dilaté ; l'oreillette est remplie d'un caillot organique qui se prolonge surtout dans la veine-cave inférieure. Le foie et tout le système veineux abdominal sont gorgés de sang. Rien au cerveau.

L'appareil urinaire présente des lésions extrêmement complexes. Le rein gauche est très augmenté de volume, le droit offre un aspect presque normal au niveau de sa moitié inférieure; sa partie supérieure est absolument fixée et perdue au milieu des tissus ambiants. Les parois vésicales sont très épaissies, et les uretères sont distendus et sinueux. En incisant la vessie, abordée par l'urètre, on trouve enclavé pour ainsi dire dans la prostate, un calcul ovoïde que l'on peut repousser facilement dans l'intérieur de la vessie. On trouve un deuxième calcul, très petit, en forme de haricot, situé dans l'angle gauche du bas-fond vésical. Les uretères sont perméables l'un et l'autre. On incise le rein gauche par son bord convexe; le bassinet est distendu, il y a une très légère suppuration ; enfin, dans l'épaisseur même du tissu rénal se trouve un très grand nombre de petits calculs arrondis, logés dans de petites poches ayant parfois le volume d'une lentille.

Le rein droit est incisé par le hile. On trouve, partant du bassine un diverticule profond qui se dirige vers la partie inférieure du rein; il existe un second canal qui se prolonge vers la peau. Une dissection musculaire montre que :

Le rein adhère à la cicatrice postérieure de la région lombaire. En ce point, il y a fusion intime des tissus.

Les capsule propre et adipeuse peuvent être facilement isolées l'une de l'autre à la partie inférieure du rein. En même temps on détache facilement la capsule propre du tissu rénal.

A la partie supérieure du rein, les deux capsules sont intimement confondues, et l'on ne peut détacher la capsule propre sans arracher avec, du tissu rénal. Enfin, toujours à la partie supérieure, il y a des adhérences assez solides avec les tissus voisins, adhérences qui se prolongent jusqu'à la douzième côte.

Une incision transversale est faite vers le milieu du hile. Elle comprend la cicatrice cutanée. Elle permet de voir la fusion des tissus. Sur cette coupe, à l'œil nu, le rein semble être réuni à lui-même, au niveau de l'ancienne section de la néphrotomie.

En même temps il est confondu par sa surface libre avec la cicatrice cutanée. Un fragment comprenant tous les tissus est enlevé au niveau de la cicatrice, et soumis à l'examen histologique, ainsi qu'un morceau du rein du côté opposé.

Observation VI. — (Inédite. Communiquée par M. Tuffier, recueillie par M. Janet, interne de service). *Incision exploratrice du rein droit pour pyonéphrose supposée. Suture de la plaie rénale, réunion par première intention.*

Ant... Joséphine, 20 ans, entrée une première fois à Necker pour une cystite, le 20 juin 1888. En même temps douleurs au niveau du rein gauche. Une incision lombaire exploratrice a découvert un rein normal. Sortie le 19 février 1889,

Rentrée le 13 juin pour cystite et douleurs rénales gauches. Le 28 nouvelle incision lombaire, rein normal.

Au moment où M. Tuffier voit la malade, les douleurs lombaires siègent à droite; il y a de ce côté des phénomènes de pyonéphrose qui paraissent très nets. On sent dans la région lombaire droite une tumeur qui paraît être le rein ; elle augmente pendant les périodes de rétention de pus (les urines sont alors claires), et s'affaisse au moment des débâcles purulentes (urines chargées de pus).

Pendant tout le mois de septembre ces phénomènes de rétention purulente sont très nets. Etat vésical satisfaisant. Oscillations de la température entre 38° et 39°, suivant que la poche purulente est vide ou pleine.

Le 1er octobre, les douleurs prédominent à droite. M. Tuffier pense à une pyonéphrose droite ayant occasionné par sympathie des douleurs réflexes à gauche.

Le 21 octobre, incision lombaire droite arrivant sur le rein, qui est mobile dans sa capsule. Incision de six centimètres pratiquée sur le bord convexe du rein, qui paraît normal. Hémorragie en nappe assez considérable; compression du parenchyme entre les doigts, hémostase. Introduction du doigt qui explore les calices et le bassinet. Pas une goutte de pus, pas de calcul. La plaie rénale est suturée au catgut; la plaie pariétale est suturée plan par plan sans drainage. Réunion par première intention.

Depuis cette intervention les urines sont claires, mais il y a toujours des douleurs et de la fièvre. La douleur paraît plutôt urétérale que rénale; au palper de la région, empâtement profond et douloureux.

Le 20 novembre il se produit une débâcle de pus formant une couche de deux travers de doigt au fond du local. Le rein droit conserve toujours le même volume; la suppuration ne vient pas de lui. La région urétérale droite est toujours douloureuse et on sent là un empâtement profond, qui permet de croire qu'il s'agit d'une urétrite.

Observation VII. — *Néphrolithotomie pour calculs du rein droit. Guérison par première intention de plaie rénale, Bennet May. Birmingham* (*Med. Revue, décembre 85.*) (1)

X..., pompier, 33 ans. Fréquents accès de douleurs depuis 10 ans, dans la région lombaire droite, douleurs s'irradiant dans aine et vers crête iliaque. Il y a quatre mois, violente crise douloureuse pendant toute une nuit, à la suite d'un excès de fatigue. Depuis ce moment, tout travail impossible. Légère douleur locale à une forte pression. Urines toujours à peu près normales, jamais de pus ni de sang, mais oxalate de chaux et acide urique.

Opération, 2 juin 1885. — Incision lombaire oblique près des côtes. Dénudation du rein facile. Rein paraissant sain à la vue et au toucher. Les trente premières piqûres avec aiguille sont négatives.

Enfin l'aiguille tombe sur un calcul, et sert de conducteur pour inciser le rein avec un petit ténotome. Extraction du calcul avec facilité. Recherche avec l'aiguille et découverte d'un autre calcul plus volumineux qui est extrait avec un petit forceps. Peu d'hémorragie. Calculs muraux d'oxalate de chaux, l'un pesant 96 grains (4 gr. 80) l'autre 21 grains (1 gr.05), deux drains placés dans la plaie lombaire, *non dans le rein lui-même.*

Pansement de Lister. Plaie cicatrisée en quatre semaines. Suites de l'opération exclusivement heureuses. Urines sanguinolentes pendant deux jours. *Jamais une seule goutte d'urine par la plaie lombaire.* La plaie rénale a dû se cicatriser rapidement. Le malade a repris sa profession de pompier, et n'éprouve aucune douleur ni la moindre faiblesse dans la région lombaire.

En novembre 85, la guérison s'est maintenue complète.

OBSERVATION VIII. (1) — *Pyélonéphrite calculeuse à droite. Néphrotomie exploratrice négative. Guérison. Bennet May. Birmingham (Med. Rewiew., décembre* 1885.)

Femme de 23 ans. Antécédents calculeux héréditaires.

En janvier 1884, violente douleur survient subitement du côté droit, elle est continue avec exacerbation. Depuis janvier 1885, pus dans l'urine. En avril 1885, première hématurie, urines diminuées de moitié, diminuent d'une manière intermittente.

Quand la pyurie disparaît, vives douleurs, qui cessent quand le pus revient dans l'urine.

En mai, après une attaque de douleurs très vives, le malade rend un petit calcul mûriforme, gros comme un pois. Amélioration consécutive de tous les signes pendant plusieurs semaines.

Bientôt les douleurs reprennent, quoique moins fortes. Il reste peut-être un autre calcul? Malade très désireuse qu'on s'en assure par une opération.

Le 20 juin 1885, incision exploratrice lombaire verticale. Palpation du rein, puis cinq à six piqûres donnent un résultat négatif.

(1) In. Th. BRODEUR.

Incision du rein, et exploration de son intérieur avec le doigt et la sonde, le résultat est encore négatif. Le rein est peu volumineux, mais sain.

Drainage de plaie lombaire. *Pas de drain dans le rein.* Suture, pansement de Lister. Cicatrice complète le 20 juillet 1885. Le premier jour, 304 gr. d'urine mêlée de sang par le cathétérisme.

Le sang cesse de teinter l'urine le sixième jour. Jusqu'au vingtième jour après l'opération, l'urine coule par la plaie lombaire.

Actuellement l'état général est bon, il ne persiste que peu de douleurs.

OBSERVATION IX (1) (résumée) (LE DENTU). — *C..., emballeur, 40 ans, entré à Saint-Louis le 2 février 1888. Souffre du rein gauche depuis l'âge de 11 à 12 ans.*

Dès le premier examen, diagnostic de lithiase rénale gauche. Le rein droit paraît intact.

Le 18 février 1888, opération avec l'aide de MM. Bazy et Walther.

Longue incision des téguments, parallèle à la douzième côte, depuis la masse sacro-lombaire jusqu'à 15 centim. en avant. Exploration des deux faces du rein avec les doigts, qui sentent une légère résistance au tiers inférieur. A ce niveau la face postérieure du parenchyme est légèrement bosselée et bleuâtre. Constatation d'un calcul par acupuncture.

Incision transversale de trois centimètres sur face postérieure du rein, entamant le bassinet. Extraction avec les doigts d'un calcul gros comme un noyau d'olive, et de quelques fragments avec les curettes spéciales.

Incision du bord convexe rejoignant la première incision, pour vérifier sensation douteuse donnée par acupuncture. Pas d'autres calculs.

Lavage du bassinet, suture des plaies rénales. Trois fils de catgut n° 0 sur le bord convexe, cinq fils semblables sur la plaie transversale. L'hémorragie en nappe s'arrête aussitôt.

Suture et drainage de la plaie lombaire. Pansement iodoformé.

Le malade rend du sang dans ses urines le premier jour. Trois jours après l'urine est normale. Jusqu'au sixième jour, pas d'urine par la

(1) Communiquée par M. LE DENTU, à l'Acad. de Médecine, 26 juin 1888.

plaie. Il en sort une quantité notable du sixième au quinzième jour, et du dix-neuvième au vingt-troisième. Le drain est enlevé le quinzième jour. Guérison en moins d'un mois.

Observation X (1) (résumée). — Le Dentu. *Néphrolithotomie sur un rein non suppuré. Suture du parenchyme rénal. Réunion immédiate. Guérison en 20 jours.*

Homme de 44 ans, présentant les symptômes caractéristiques de la lithiase rénale. Premiers accidents quatorze ans auparavant, consistant en coliques néphrétiques suivies d'élimination de graviers abondants, hématuries fréquentes.

Au bout de sept années, les attaques séparées étaient remplacées par des douleurs continues avec exaspérations presque quotidiennes. Marche prolongée impossible, elle exaspère les douleurs et provoque des hématuries.

L'examen révèle aussitôt signes classiques de calculs rénaux et siégeant du côté droit.

Le rein n'est pas augmenté de volume, n'est pas transformé en poche purulente.

Opération le 23 février 1889 dans la maison des frères Saint-Jean-de-Dieu, avec l'aide de MM. Tuffier, Gauchas et Rieffel. Longue incision découvrant la capsule graisseuse très épaissie. Le rein est isolé, et amené entre les lèvres de la plaie.

Le diagnostic de calcul est immédiatement confirmé par l'acupuncture. Incision au bistouri sur le bord convexe, au tiers inférieur jusqu'au bassinet, extraction avec de longues pinces d'un calcul long de trois centimètres, du poids de 5 gr.

Exploration du bassinet et des autres parties du rein ; puis suture des deux lèvres de la plaie avec sept fils de catgut n° 3. Les fils sont serrés modérément sur la substance rénale très friable. L'hémorragie, d'ailleurs faible s'arrête aussitôt.

Drain placé en arrière du rein, autre drain dans l'angle antérieur de la plaie. Suture des muscles incisés, pansement iodoformé.

A la suite de l'opération, collapsus considérable combattu par des injections d'éther. Depuis la température n'a jamais dépassé 38°.2. *Pas*

(1) Communiquée au Congrès de Chirurgie, 1889.

une goutte d'urine n'a passé par la plaie à aucun moment. Drains enlevés le seizième jour, guérison complète le vingtième.

Observation XI. — *Pyonéphrose. Néphrotomie. Fistule consécutive. Oblitération chirurgicale de la fistule. Récidive de la pyonéphrose. Néphrectomie secondaire.* (Observation inédite, communiquée par M. Tuffier, recueillie par M. Triboulet, interne du service de M. Théophile Anger.)

La nommée Gauth..... Eugénie, 34 ans, mécanicienne, entre à Cochin le 30 juin 1889.

Cette femme, de constitution moyenne, est, nous dit-elle, depuis sept ans, de moins en moins bien portante, et surtout, depuis cette époque, disposée à s'enrhumer aisément, au point que chaque hiver elle s'alite pour une bronchite plus ou moins forte. Elle est, de plus, facilement atteinte d'angine, et enfin, elle parle même d'une pleurésie survenue l'an passé, et qui aurait nécessité ventouses et vésicatoires.

Quoi qu'il en soit, les antécédents héréditaires n'apprennent rien de spécial. Pour ce qui nous occupe actuellement, le début en remonterait, pour la malade, au 25 avril. N'ayant rien remarqué de spécial dans le cours de la journée ni dans la soirée, elle fut prise vers 11 heures du soir d'une douleur peu violente, mais accompagnée d'une irrésistible envie d'uriner. La malade eut alors une véritable débâcle urinaire « comme si, dit-elle, elle n'eût pas uriné depuis huit jours. »

A partir de ce moment s'établit une douleur abdominale qui ne la quitta plus, en même temps qu'apparaissait à la partie inférieure de l'abdomen — dit-elle, une tumeur qui sans grossir beaucoup, semblait monter vers le thorax. Dès lors commença une période d'affaiblissement et d'amaigrissement tels que la malade se décida à entrer à l'hôpital le 30 juin, après des alternatives de mieux et de pis, et surtout, fait important pour le diagnostic, alternatives d'anurie relative et de débâcles urinaires, les urines se montrant parfois très claires, parfois louches, laissant un dépôt blanc jaunâtre.

A son entrée, elle offre presque l'aspect cachectique du phtisique avancé; elle a le teint terreux des grandes suppurations, des symptômes d'hecticité qui se traduisent par la courbe thermique dépassant 39° chaque soir. Cependant les lésions pulmonaires sont peu marquées; à peine le sommet droit est-il douteux, et chaque appareil étant éliminé de même, tout l'intérêt se reporte sur l'abdomen. La malade étant placée dans le décubitus dorsal, on voit, sur la partie droite et gagnant la ligne médiane jusqu'à l'ombilic, une saillie arrondie du volume des deux poings, immobile dans le sens vertical; cette tumeur se déplace par la double palpation antérieure et postérieure. Sonorité en avant de la tumeur; peu de ballottement à la palpation bimanuelle. Si l'on place les muscles dans le relâchement complet, on arrive bien sur la tumeur qu'on trouve fluctuante. Tout cet examen se fait sans douleurs trop vives. Le toucher vaginal ne donne aucun renseignement, soit seul, soit combiné au palper abdominal. De plus, cette femme a toujours éte régulièrement menstruée, bien que faiblement; elle n'a jamais eu de pertes.

Les désordres urinaires, les caractères de l'urine, l'examen local qui limite nettement la tumeur à la région rénale, font poser le diagnostic de tumeur rénale fluctuante, et l'allure de la fièvre indique la suppuration. Aussi l'intervention s'impose-t-elle.

Le 6 juillet, M. Tuffier opérait la malade. Au moyen d'une incision lombaire de vingt centimètres à quatre travers de doigt de la colonne vertébrale, et après des étapes successives, on arrive sur la tumeur qui, comme nous le fait remarquer l'opérateur, est perfaitement influencée par les oscillations respiratoires; ce signe, soi-disant différentiel des tumeurs du foie, est donc de valeur médiocre.

L'exploration digitale fait reconnaître l'intégrité à peu près complète du rein droit, et le siège de la tumeur au niveau de son hile, et au-dessous. La néphrectomie est donc à rejeter; reste à évacuer le liquide purulent. Au moyen d'un gros trocart cannelé courbe spécial, l'opérateur ponctionne, fait sortir le pus, incise alors sur la cannelure; on arrive alors jusqu'au foyer qui, ouvert largement, laisse écouler environ 1,200 gr. d'un liquide vert et épais. Pourtant l'examen microscopique de M. Morel, interne de l'hôpital, ne révèle pas la présence du bacille spécifique.

Après lavages antiseptiques à la solution de sublimé, M. Tuffier place dans la plaie quatre gros drains du calibre du médius, accolés et enfoncés d'environ vingt centimètres. Leur extrémité libre affleure aux téguments, où deux drains sont fixés au moyen de points de sutures. La plaie est ensuite refermée au crin de Florence, et recouverte d'un pansement antiseptique.

Dès le soir même de l'opération, la température descend à 37°4; mais la malade se plaint de douleurs et de soif vive, en même temps qu'elle présente un peu de ballonnement du ventre, sécheresse de la langue, léger hoquet, même quelques vomissements verdâtres. Les urines, peu abondantes, sont chargées de pus. Ces menaces durent encore le lendemain, bien que moindres. Combattues par le champagne et la glace, elles cessent le surlendemain. Les urines, presque limpides, ont monté brusquement de 500 à 1,500 grammes. Depuis, la malade marche vers la guérison dans les conditions suivantes :

Fièvre vespérale disparue, ou à peu près, appétit augmentant progressivement, sommeil bon. Au bout de douze à quinze jours, la malade peut se lever.

Le traitement consécutif a consisté en lavages quotidiens par les drains avec la solution boriquée tiède, et, progressivement, on a raccourci les drains qui étaient reportés vers l'extérieur, en même temps que par intervalles d'un mois, on enlevait un des drains.

— 30 septembre. A ce moment il ne reste qu'un drain, le lavage amène encore un peu de pus, mais fort peu.

En outre, fait de grande importance, l'urine de la malade présente de temps à autre un léger dépôt purulent, preuve de la perméabilité de l'uretère, qui contribue ainsi à une guérison qui ne tardera pas à être complète.

Cependant, en présence de cette légère suppuration, qui nécessiterait la présence d'un drain permanent, en raison même de la perméabilité de l'uretère, dont on s'est assuré par des injections iodées, M. Tuffier juge nécessaire de compléter l'opération première, et il le fait de la façon suivante (4 octobre).

Par une incision un peu oblique par rapport à l'ancienne, et continuée, couche par couche, vers la profondeur, l'opérateur aborde la fistule rénale située sur le bord externe du rein droit. Le toucher direct permet de constater l'intégrité du parenchyme rénal. Aussi, rejetant l'idée d'une néphrectomie immédiate, M. Tuffier fait maintenir le rein, avive les contours de la fistule, et en affronte les bords au moyen de quatre catguts qui comblent cet orifice qui admettait l'index.

Abrasant ensuite le trajet plus ou moins calleux du drain dans les muscles et dans le tissu cellulaire, on place des sutures profondes au catgut, et la plaie des téguments est refermée au crin de Florence. L'opération a duré en tout environ une heure et demie.

Dans la nuit et le lendemain matin, la malade se plaint de douleur du côté droit, de gêne respiratoire, d'oppression et de toux, en même temps qu'on constate nn peu d'élévation de la température (38°2). A l'auscultation on entend à droite et en arrière des râles nombreux, sous-crépitants fins, de congestion pulmonaire. La malade enrhumée au moment de l'opération, avait pris froid à la salle d'opérations. Le lendemain la température avait atteint 38°5. Quantité d'urines, 450 gr. On applique des ventouses sèches, on donne une potion de Tood, un peu d'opium pour la nuit, et le lendemain toute crainte avait disparu.

Les urines, riches en sédiment, et renfermant un peu de pus, passent brusquement de 450 à 1200 grammes, et dans la suite elles atteignent et dépassent même 1500 grammes. Jamais elles n'ont été noires par absorption phéniquée de la capsule du rein, comme l'a remarqué plusieurs fois M. Tuffier. La température oscille entre 37° et 37°.4. État général excellent.

Le 11 octobre on lève le pansement. Il y a réunion par première intention, sauf au point postéro-supérieur de l'incision d'où s'écoule un peu de liquide jaunâtre, non purulent à ce moment. Analysé par le pharmacien chef, ce liquide contient une quantité notable d'urée.

Le pansement est renouvelé deux fois encore à cinq et six jours d'intervalle; au dernier pansement on constate le rétablissement complet de la fistule rénale ; une sonde en gomme est enfoncée, après tâtonnements, jusqu'à vingt centimètres environ. On pratique quelques injections iodées qui provoquent de vives douleurs sans modifier l'état local. Puis rapidement réapparaissent les symptômes du début, perte de l'appétit, amaigrissement, pâleur, mouvement de fièvre le soir, troubles de la miction, urines chargées et purulentes par intermittences, en même temps que localement se forme au-dessous de la fistule une petite collection. Le palper abdominal fait constater la présence d'une tumeur douloureuse, moins volumineuse qu'au début, qui, par la pression, fait sourdre le pus au niveau de la fistule cutanée. Il y a donc absolument imperméabilité de l'uretère désormais, et en présence des troubles généraux, il y a lieu d'intervenir par la néphrectomie.

Le jeudi 12 décembre, M. Tuffier pratique la néphrectomie. Plus longue que les incisions précédentes, postérieure par rapport à elles, la section porte en grande majorité sur du tissu de cicatrice, ce qui rend la recherche du rein assez pénible; la séreuse abdominale est même intéressée deux fois, ce qui nécessite la ligature au catgut, et la pose de pinces à demeure. En même temps l'opération se complique de la rupture de la poche purulente, qui inonde la plaie de près d'un litre de pus, et ce n'est qu'après un lavage complet à l'eau phéniquée forte qu'on peut procéder à la néphrectomie.

Arrivant sur le rein, l'opérateur le décortique ; la capsule est fixée par quelques pinces à pression, et sur le hile du rein sont disposées d'abord deux grandes pinces courbes à pression ; puis une seule est laissée à demeure, avec plusieurs pinces à pression ordinaires. Le rein est excisé, en dehors de ces pinces, presque en entier, sauf un peu de parenchyme que le voisinage de la veine cave rend peu abordable.

Les pinces sont laissées à demeure, et la plaie bourrée de gaz iodoformée.

La malade reste quelque temps affaissée à la suite de l'opération ; elle a quelques hoquets, de la sueur; cependant la température reste à 37°2. La nuit est un peu agitée, sans pourtant rien de spécial ; mais le lendemain matin, la température est à 39°2. Il y a des nausées quelques vomissements verdâtres, et l'état de dépression semble s'accentuer encore. Le soir, la température dépasse 40°. Suivant les indications de M. Tuffier, je retire à 8 heures toutes les pinces laissées à demeure. La malade a encore toute sa connaissance à minuit, je la revois, elle est sub-délirante, couverte de sueurs froides ; le pouls est filiforme, la malade meurt peu après.

L'autopsie n'a pu être faite.

RÉFLEXIONS. Les observations VII et VIII dues à Bennet May, offrent cette particularité qu'aucun drainage n'a été pratiqué dans le rein lui-même. Aucun inconvénient n'a résulté de cette absence de drainage, si ce n'est, dans la seconde de ces observations, un écoulement d'urine par la plaie lombaire durant une vingtaine de jours. Cette inconvénient eût sans doute été évité par la suture du tissu rénal. Ces deux faits nous montrent bien qu'en l'absence de toute suppuration, et même sans qu'on ait recours à la suture (pourvu que la plaie soit de petite dimension, et que, condition essentielle bien mise en lumière par M. Tuffier, l'uretère soit perméable) la cicatrisation des plaies rénales se fait de la manière la plus simple. Un drain placé dans le rein même ne serait, en pareil cas, qu'une porte d'entrée pour les agents septiques et un prétexte à fistule.

Les observations suivantes (IX et X) ont trait d'une façon bien plus directe au sujet qui nous occupe. Nous y trouvons réunies l'incision sur le bord convexe à l'aide du bistouri, la suture sans drainage de la plaie rénale, et la réunion par première intention. Les résultats ont été aussi satisfaisants que possible, grâce à l'asepsie complète du champ opératoire. Il est à remarquer qu'un écoulement d'urine post-opératoire est noté dans l'observation VI. Ce fait est attribué par M. Le Dentu lui-même à l'incision du bassinet, dont la suture n'aurait pas bien tenu. Ajoutons que la plaie de la face postérieure se prête moins bien à la suture que celle du bord externe du rein.

L'observation IV nous montre un résultat négatif quant à la guérison de la suppuration périnéphrétique; mais c'est un succès au point de vue de la réunion d'une incision exploratrice sur un rein cependant malade, mais non purulent. A aucun moment en effet, il n'a été observé le moindre écoulement d'urine par la plaie lombaire avant qu'elle fût entièrement réunie. Ce fait est d'autant plus remarquable que le rein, par son état propre et par le voisinage d'un foyer purulent, se trouvait placé dans de plus mauvaises conditions d'heureuse cicatrisation.

Nous avons dit que pour tenter la réunion primitive avec des chances de succès, il fallait opérer sur un rein aseptique ou *susceptible de le devenir*. Ce dernier cas est celui de l'observation V. Nous y voyons une fistule produite volontairement (dans le but d'éviter une néphrectomie) par la fixation des bords de la plaie rénale à ceux de la plaie lombaire, être supprimée par la dissection et céder la place du tissu sain, se réunissant à lui-même par première intention.

On s'est retrouvé, après l'excision du trajet fistuleux, dans des conditions analogues à celles d'une plaie d'un tissu normal.

Ainsi supprime-t-on, dans d'autres régions, des néoplasmes (tubercules, sarcomes, etc), à la période où leur localisation assez nette permet de compter, après l'ablation, sur une non-récidive à l'avenir.

Cette suppression d'une fistule rénale sera praticable toutes les fois que l'on pourra, sans trop de difficultés, isoler le rein de ses adhérences avec les parties voisines. Dans les cas où l'on reconnaîtrait des adhérences très étendues, un rein entouré d'une zone épaisse de tissu scléreux le soudant intimement à la paroi lombaire, une telle intervention deviendrait inexécutable.

Observation VI. L'opération pratiquée dans ce cas n'a pas confirmé le diagnostic; l'incision du rein a été purement exploratrice, et bien que le rein fût normal, nous voyons que grâce au siège de cette incision, on n'a eu qu'une hémorragie en nappe, assez abondante, mais facile à arrêter par la compression et la suture. La réunion par première intention a été parfaite, résultat entièrement conforme aux données fournies par l'expérimentation.

L'observation XI n'est relatée que pour bien mettre en évidence le danger d'une tentative de réunion immédiate lorsqu'elle a lieu sur un terrain incomplètement aseptique. La suture de la plaie rénale a eu véritablement pour effet, dans ce dernier cas, d'enfermer le loup dans la bergerie, et la néphrectomie, malheureusement suivie de mort, était cependant bien ici la dernière et seule chance de salut pour la malade.

CONCLUSIONS

Les expériences et les observations citées plus haut nous permettent de conclure ainsi :

1° L'incision d'un rein non abcédé, ayant conservé tout ou partie de ses fonctions, soit dans un but curateur, soit en vue d'une exploration, doit toujours être pratiquée sur le parenchyme et non sur le bassinet.

2° L'incision du parenchyme sera faite le long du bord convexe de l'organe,.

3° Elle doit être pratiquée au bistouri.

4° Toute autre incision expose : 1° à l'hémorragie ; 2° à la dégénérescence ultérieure des éléments fonctionnels de l'organe.

5° Les moyens à opposer à l'hémorragie sont : 1° La compression du pédicule vasculaire ; 2° La suture de la plaie.

6° La suture permet en outre d'éviter la fistule, en amenant une réunion complète immédiate.

7° Ces procédés sont principalement applicables :

A. Dans l'intervention précoce en cas de lithiase.

B. Dans les incisions exploratrices.

C. Dans certains cas de fistule réno-cutanée.

TABLE DES MATIÈRES

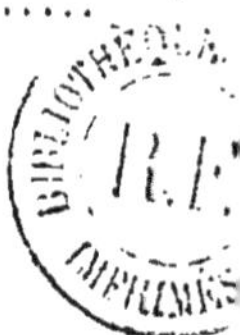

LE MANS. — TYPOGRAPHIE EDMOND MONNOYER.

31

www.ingramcontent.com/pod-product-compliance
Ingram Content Group UK Ltd.
Pitfield, Milton Keynes, MK11 3LW, UK
UKHW021132230726
13926UKWH00002B/747